Ce journal appartient à :

____

____

Brûler après avoir écrit

Ce livre a été conçu pour les personnes qui veulent apprendre à mieux se connaître. Répondez aux questions avec honnêteté, et après brûler ce livre, ou cachez le bien.

Qu'est-ce qui rend ma vie satisfaisante?

Qu'est-ce qui la rend insatisfaisante?

Quel est mon plus beau souvenir?

Est-ce que j'aime recevoir un compliment?

À quoi tu penses le soir en te couchant?

L'endroit où tu te sens le mieux?

À quoi tu penses le soir en te couchant?

De qui es-tu le plus proche dans ta famille?

S'il fallait que tu ne manges qu'une seule chose pendant un mois, ça serait quoi?

Ta destination idéale pour partir en voyage, c'est quoi?

S'il te restail une journée à vivre, tu ferais quoi?

Qu'est-ce que t'aimes le plus chez ta/ton meilleur(e) ami(e)?

Si tu pouvais changer une chose chez toi (sans obligatoirement être ton physique), ce serait quoi?

Quel est le meilleur cadeau que tu es jamais reçu?

Qu'est-ce que tu aimerais accomplir un jour?

Aimes-tu mieux avoir des regrets ou des remords, dans la vie?

Le plus bel endroit où t'es allé, c'est où?

Crois-tu au karma?

Un film que tu écouterais encore et encore, ça serait quoi?

Est-ce que tu crois aux âmes soeurs?

Quel est le meilleur conseil que tu es jamais eu?

Un film qui te fait pleurer à chaque fois?

Une grosse folie que t'as faite dans ta vie, c'est quoi?

Sur quoi tu sais que tu dois t'améliorer dans la vie?

Ta blague préférée, c'est quoi?

Crois-tu en la vie après la mort, la vie sur une autre planète ou le destin?

T'es une personne matinale ou quelqu'un qui reste éveillé tard?

Pour quelle raison as-tu pleuré la dernière fois?

Si tu pouvais revenir à n'importe quel moment de ta vie, non pour changer quelque chose, mais pour apprécier le moment, ce serait quand?

Qu'est-ce qui m'empêche de vivre la vie que je veux vraiment?

Est-ce que les choses que je fais sont réellement ce que je veux faire?

Qui t'inspire le plus ? Pourquoi ?

Qui aimerais-tu rencontrer ? Pourquoi

Lorsque je fais un choix, est-ce que je choisis en fonction de moi ou selon les attentes
des autres ?

Quelles sont les craintes qui me poussent à agir en fonction des autres plutôt que de moi?

Quelles habitudes aimes-tu le plus de toi ?

Quelles habitudes voudrais-tu changer ?

Quand tu as du temps de libre, qu'est-ce que tu préfères faire ?

Quelle est ton odeur favorite?

Qu'est-ce qui te fait le plus peur?

De quoi es-tu le plus fière?

Quelles sont mes 3 principales forces ?

Enfant, qu'est-ce que je voulais faire plus tard ?

Qui sont les 2 personnes qui m'inspirent le plus ?

De quoi ai-je honte ?

Quelle nouvelle activité j'aimerais essayer ?

Où est-ce que je me sens le plus en sécurité ?

Qu'est-ce que j'ai fait de ma vie ?

Qu'est-ce qui m'angoisse le plus : le passé ou l'avenir ?

Si on pouvait faire un saut dans 5 ans, comment j'imagine ma vie ?

Quelle est ma part de vulnérabilité que je ne montre pas facilement ?

Qu'est-ce que je dirais à l'ado que j'étais?

Qui sont ceux qui me connaissent le mieux ?

Qu'est-ce que je dirais à l'ado que j'étais?

Qu'est-ce que j'aimerais faire plus souvent ?

Quel est la réalisation ou l'accomplissement dont je suis le plus fier ?

Est-ce que je me censure de dire ou de faire des choses parce que j'ai peur ?

Est-ce que mon travail correspond à qui je suis ?

Qu'est-ce qui manque à ma vie ?

À qui devrais-je pardonner pour continuer
à avancer plus librement ?

Comment devenir la « meilleure version » de moi-même ?

Quand je me réveille le matin, comment je veux me sentir?

De quoi ai-je le plus besoin dans ma vie?

De quoi ai-je besoin de me séparer?

Qu'est ce que le succès signifie pour moi?

Quel est le message que j'ai envie de partager avec le monde?

Maintenant, écrivez cette phrase sur toute la page....

Je m'aime et je veux réussir ma vie

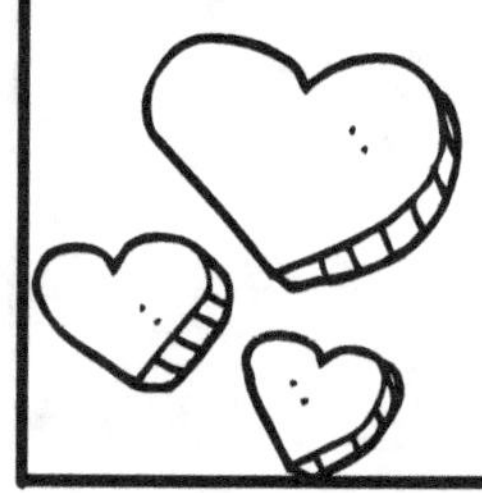

Qu'est ce qui m'apporte une joie authentique?

Pour quoi suis-je la plus reconnaissante actuellement?

De quoi est ce que j'ai besoin de guérir en ce moment?

Qu'est ce qui me rend profondément vivante?

Quelles sont les choses que je ne m'autorise pas mais qu'au fond j'adorerais essayer?

Si je pouvais vivre une vie où je ne fais que ce que je veux, qu'est ce que je ferais?

Quand as-tu fait pour la dernière fois quelque chose qui te faisait peur?

Si ta vie terminait aujourd'hui, aurais-tu un regret?

Avec qui voudrais-tu connecter ou reconnecter?

Quel talent aimerais-tu avoir?

Qu'est-ce qui te fait sentir le plus puissant?

Qu'est-ce qui te fait sentir misérable?

La positive attitude!

Première chose à faire lorsque vous sentez une montée de stress vous envahir, c'est de vous demander si elle est justifiée, ou un peu exagérée ; parfois, les émotions prennent le contrôle et une petite contrariété peut se transformer en une montagne de problème qui paraît impossible à gravir. Se poser et réfléchir à la source de ce stress, c'est s'équiper d'un grappin, de gants antidérapants et de pouvoir entrevoir la possibilité de franchir la montagne. Autre solution cependant, la positive-attitude! À chaque pensée positive, c'est la montagne qui se tapit lamentablement pour laisser finalement place à quelques grains de poussière, que vous n'aurez plus aucun mal à surmonter!

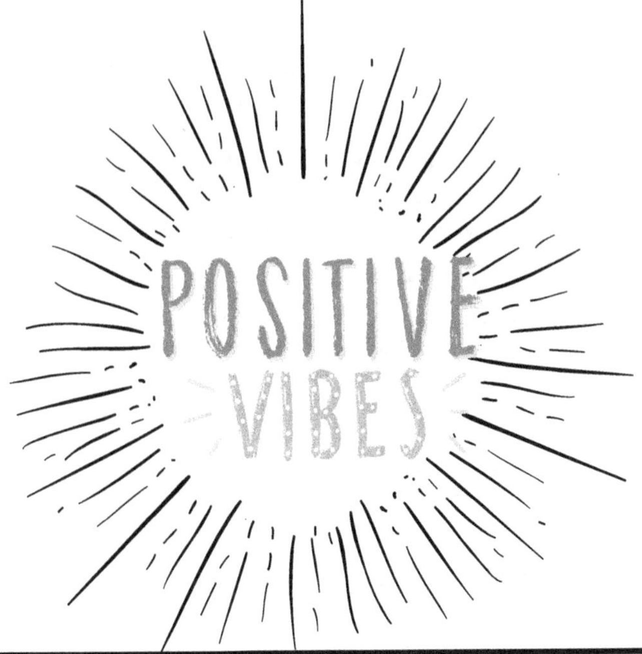

Qu'est-ce qui me fait stresser et pourquoi

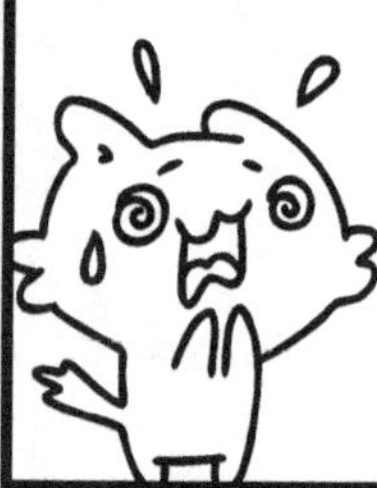

Qu'est-ce qui me fait stresser et pourquoi

Apprendre à dire "stop"

Autre chose très importante, c'est de savoir dire stop. Parfois, et bien trop souvent, pour correspondre aux attentes d'autrui, on a tendance à vouloir se dépasser, outrepasser ses propres limites dans le but de pouvoir être sur plusieurs fronts. Mais cela n'est pas sans conséquences, ni pour votre santé mentale, ni pour votre santé physique. Le stress a de nombreux effets secondaires, et le laisser sur le pas de la porte peut parfois être nécessaire.

Un exercice qui peut vous aider, serait de vous entraîner devant un miroir à dire le mot de manière ferme, et d'assimiler ainsi au fil du temps ce mot et les mécanismes qu'il est censé déclencher dans votre corps.

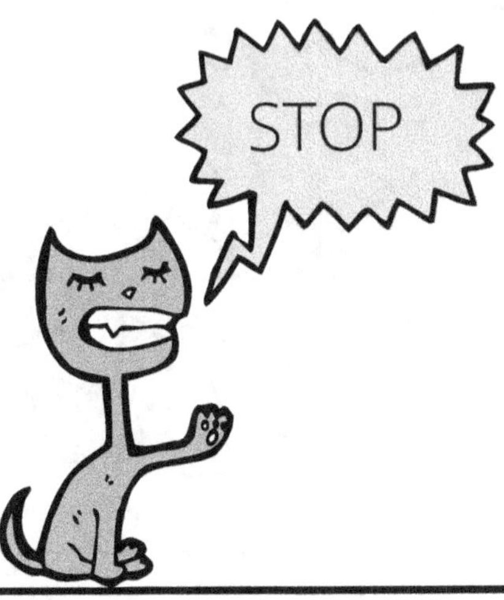

Le lâcher prise!

Parfois, lorsque le stress s'accumule malgré tout et surtout malgré vous, la seule chose à faire est de totalement lâcher prise.

Plus facile à dire qu'à faire, ce n'est toutefois pas impossible! Et l'une des méthodes les plus efficaces pour se débarrasser du stress le plus rapidement possible, c'est de travailler sa respiration. Et pour cause, à chaque expiration, vous parviendrez à repousser le stress et les tensions qu'il cause dans son sillage le plus loin possible de vous. Respirez pleincment, longuement, et dîtes bye-bye au stress!

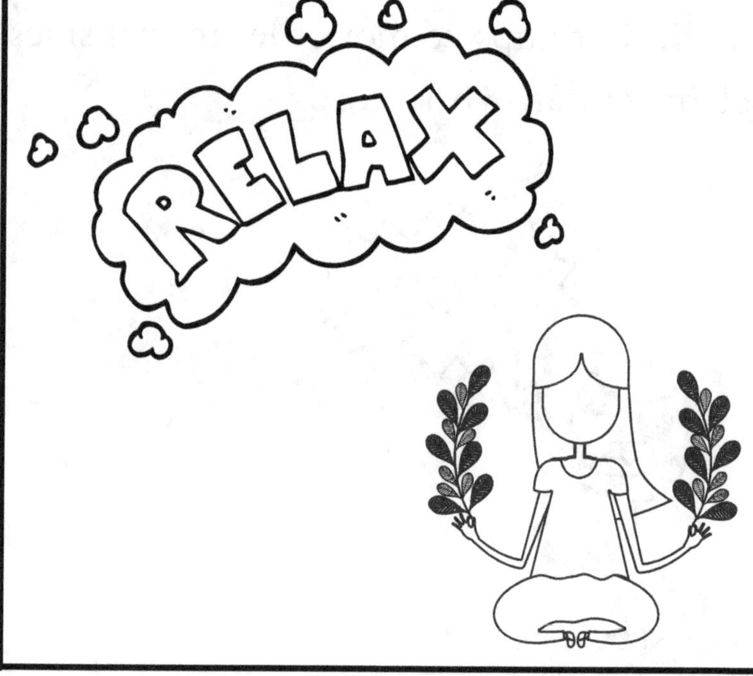

Qu'est-ce qui me permet d'être détendu

Développer la créativité

Parmi les diverses techniques de gestion du stress, on retrouve la créativité et plus généralement les travaux artistiques qui permettent de développer votre créativité, tout en diminuant le niveau de stress. Le moyen le plus connu dans cette méthode est certainement la pratique du « mandala ». Ce dessin de forme immense est à colorier, et le fait de se concentrer sur une seule tâche tout en y associant de multiples couleurs permet de réduire le stress et de se changer les idées. Les tensions sont alors évacuées de façon naturelle et inconsciente, au profit de la détente, du recentrage sur soi-même et d'un exercice agréable.

Bien entendu, toutes les autres formes d'expression artistique sont également bénéfiques pour la gestion du stress.

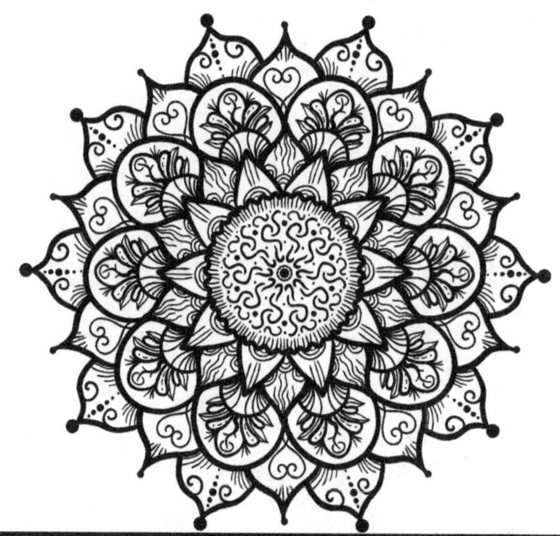

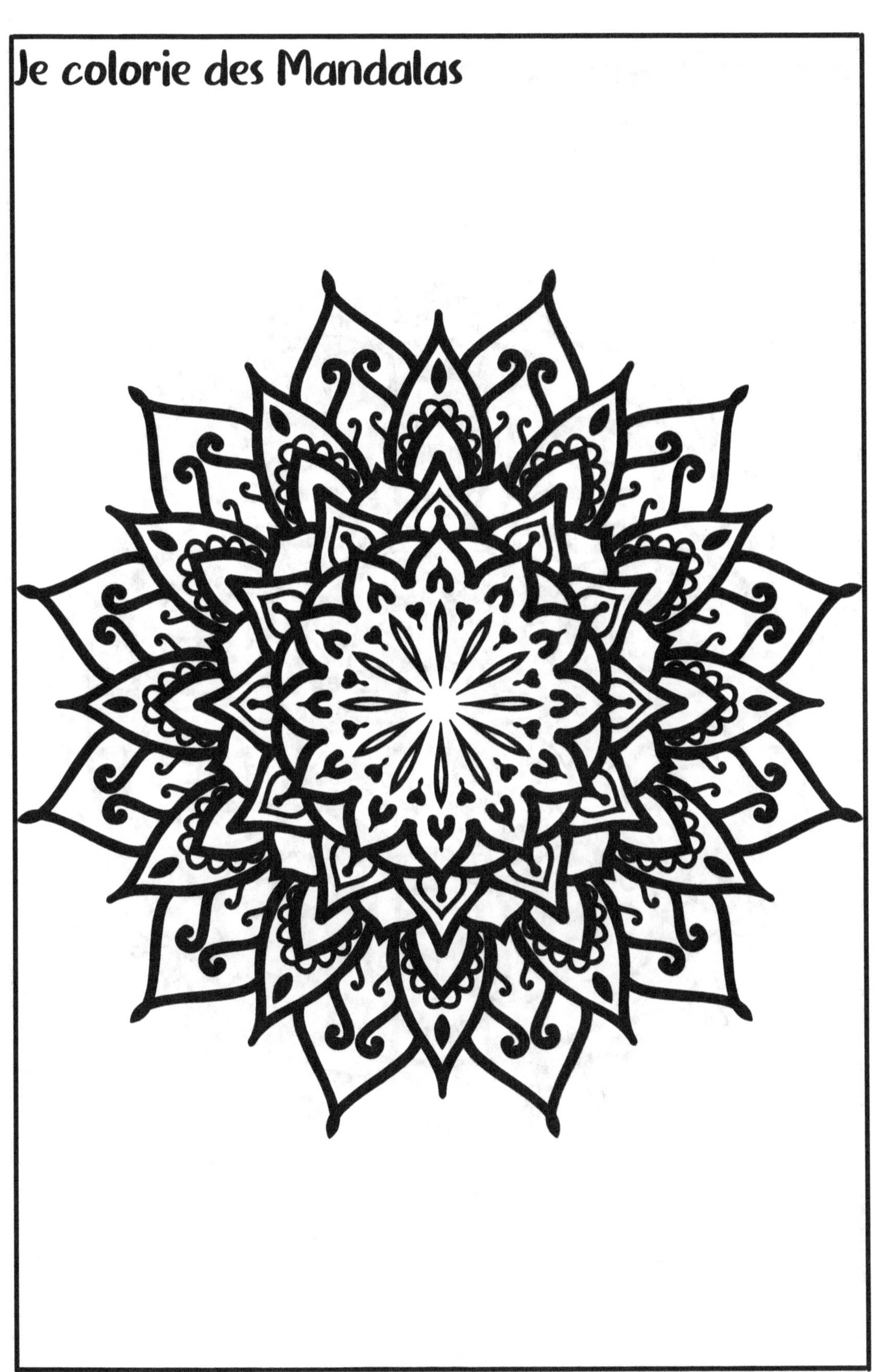

Je colorie des Mandalas

Je colorie des Mandalas

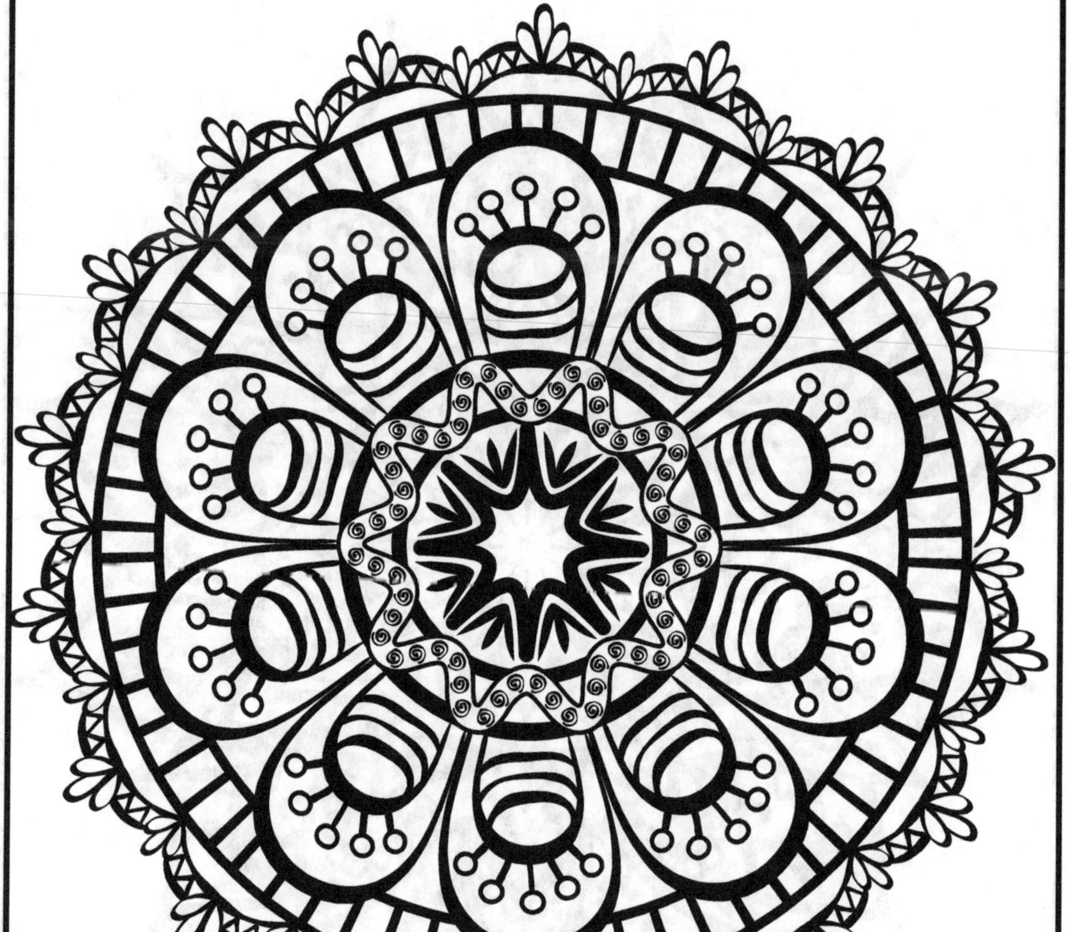

Je colorie des Mandalas

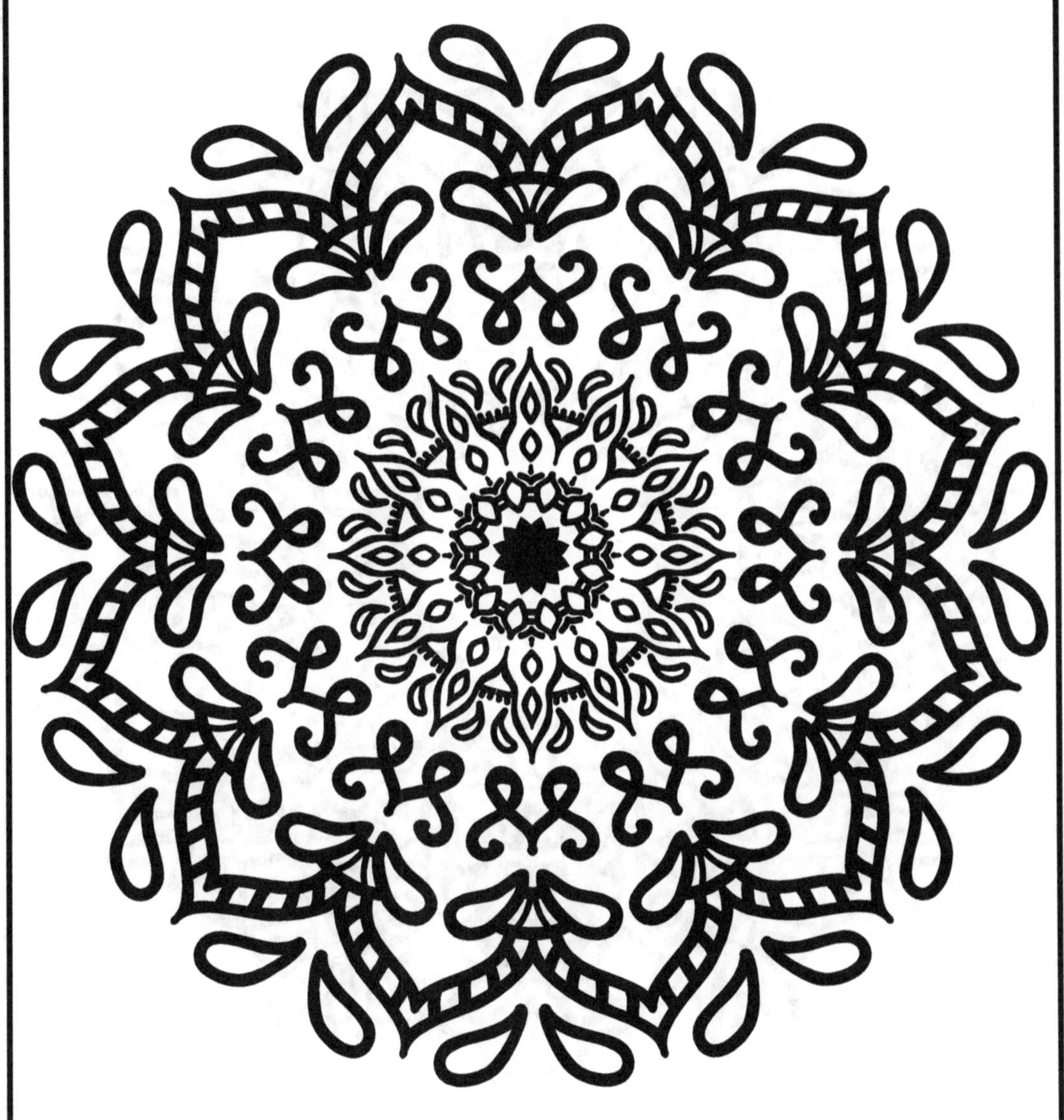

Je colorie des Mandalas

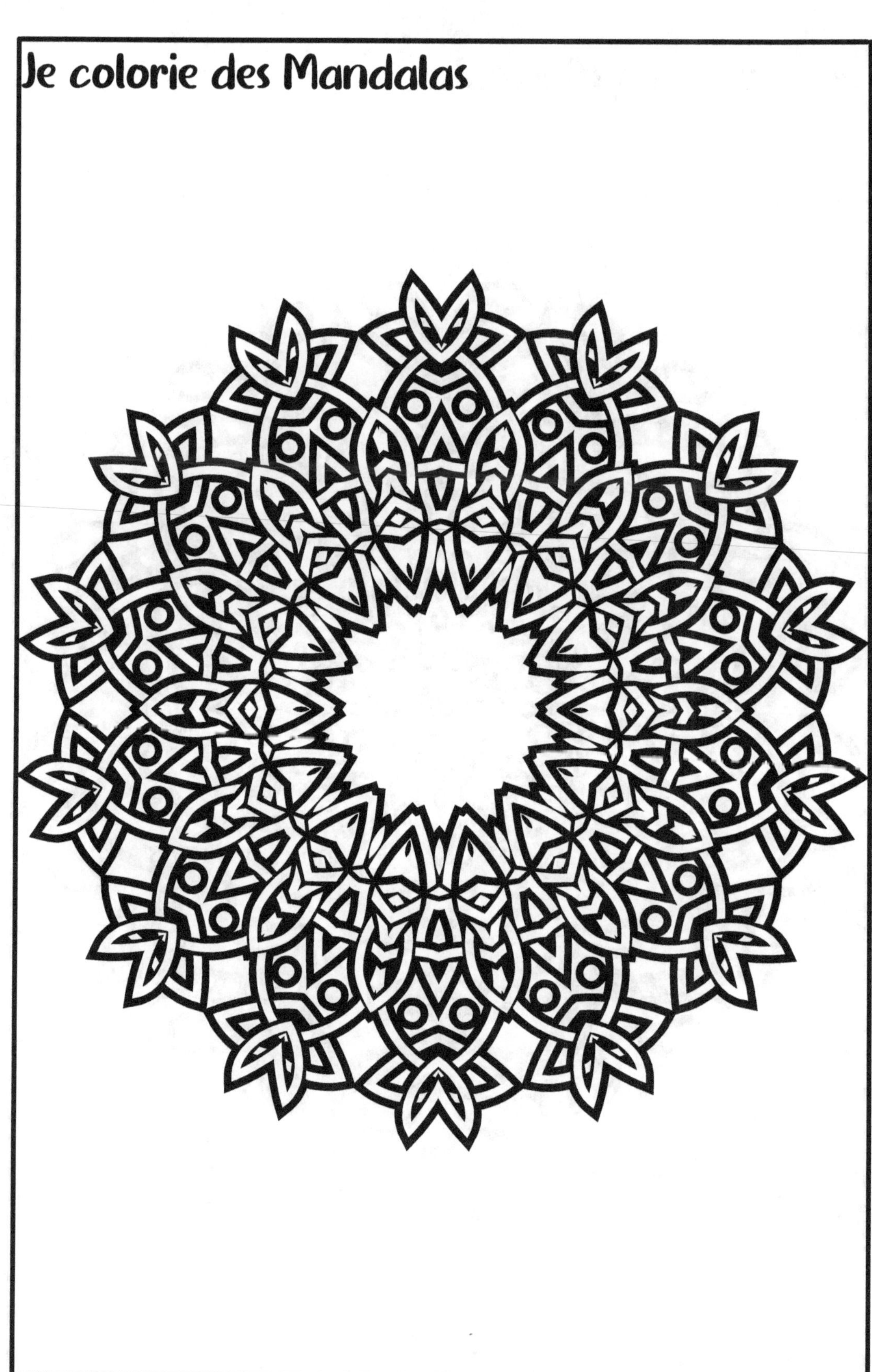

Je colorie des Mandalas

Qu'est ce que je ferais si je n'étais pas aussi effrayé(e) d'échouer?

Quelle est ma toute première priorité aujourd'hui ? Quelle serait la première action à prendre en ce sens?

Qu'est ce que je voudrais apporter comme héritage, autrement dit, quelle trace je voudrais laisser de mon vivant?

Comment je peux ajouter plus de fun dans ma vie de tous les jours?

Quelles sont les excuses que je me répète souvent pour ne pas aller de l'avant?

En quoi mes excuses me rendent-elles plus heureux(se) que si je me lançais?

Quelles sont mes valeurs profondes?

Est-ce que je vis ma vie en fonction de mes valeurs profondes?

Quelles sont les 10 choses qui remplissent le plus mon coeur de joie?

Quelles sont les choses qui me font justement du bien et que je ne fais plus?

Combien de temps est-ce que je consacre aux choses qui me rendent heureux(se)?

Comment pourrais-je faire pour consacrer plus de temps aux choses et aux personnes qui me font du bien?

Qu'est-ce qu'il me faudrait dans ma vie
pour me sentir comblé(e) et que puis-je
faire
maintenant pour inviter cela dans ma vie?

Quelles sont les choses que je serais en train
de faire actuellement si je vivais la vie de
mes rêves et avais pleinement confiance en
moi?

Que se passerait-il si je faisais ce que mon coeur veut plutôt que ma tête?

Qu'est-ce que je peux changer maintenant pour ne pas avoir de regrets plus tard?

Qu'est-ce que j'ai à offrir aux autres qui les aiderait et me permettrait de m'épanouir?

Quelle nouvelle habitude je peux intégrer à ma vie pour améliorer mon quotidien?

ANALYSER L'ÉMOTION

 Il arrive des instants dans la vie de chacun, où l'émotion la plus vive et la plus soudaine peut surgir. Il est important, dans un premier temps, de toujours la comprendre et de tenter de déterminer sa cause avant d'entreprendre quoi que ce soit d'autre. Et pour cause, l'émotion a toujours, **toujours**, une raison d'être.

Elle peut tout aussi bien prévenir doucement qu'alerter d'un coup le corps d'un potentiel danger. D'un dépassement des limites que vous vous seriez fixé, ou encore résulter d'une bonne ou d'une mauvaise nouvelle. Mais dans tous les cas, l'émotion est surtout un révélateur de ce qui se passe en vous, lorsque vous réagissez à votre environnement.

Comprendre d'où elle vient et quelle est sa cause exacte vous permettra de lui donner moins d'effet sur vous. La réflexion est de mise, et surtout, l'écoute de son corps et de son esprit!

Cet exercice est donc intéressant, tant pour mieux se connaître, que pour apprendre à gérer ses émotions.

ANALYSE :

Qu'est-ce que je ressens en premier ?

- Colère
- Joie
- Tristesse
- Dégoût
- Peur
- Surprise

Cette émotion est-elle accompagnée de d'autres émotions ?

....

....

Laquelle/Lesquelles ?

....

....

Pourquoi je la ressens ?

....

....

Quelle en a été la cause ?

....

....

NE PAS (SE) JUGER

Un autre exercice qui peut permettre de se délivrer de l'oppression de l'émotion, c'est de ne pas la juger. Prenons un exemple :

Vous êtes très en colère après que Jasmine du service compta vous ai parlé de sa promotion. Mais cette colère provoque surtout en vous la culpabilité de ce que vous pensez être de la jalousie. C'est alors cette boucle qui vous entraîne dans un cercle vicieux auto destructeur.

En n'émettant aucun jugement sur l'émotion de colère arrivée en premier, vous empêcherez également d'autres émotions de s'infiltrer avec elle. En vous libérant des potentielles émotions « suiveuses », vous apprenez à respecter votre sentiment premier, sans jugement. Cela sera aussi un premier par vers un moyen plus sain de gérer l'émotion, puisqu'elle sera la seule!

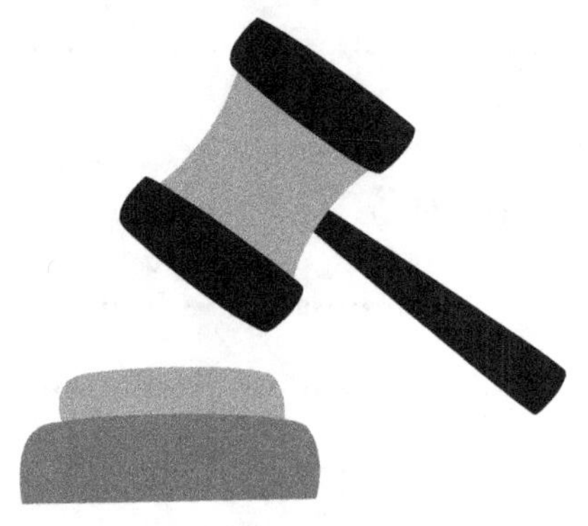

DÉPLOYER LA CAPACITÉ D'ÉCOUTE

S'écouter n'est pas toujours évident. Lorsque l'on manque d'estime de soi, il arrive très souvent que les choses apparaissent comme « biaisées », et que vous n'osiez plus vous faire confiance. Apprendre à vous écouter, ça commence par écouter vos émotions. Prenons un exemple :

Vous n'avez pas osé refuser une invitation à sortir avec vos amis. Mais voilà, le bar dans lequel ils veulent aller à tout prix, vous ne vous y sentez pas à votre aise. C'est donc la boule au ventre que vous vous y rendez ; malheureusement, quelques minutes plus tard -sacrilège!- cette légère nervosité s'est transformée en véritable **crise de panique.**

Écouter dès les premiers signes d'apparition vos émotions vous permettra d'éviter de vous retrouver « bloqué » dans une situation qui ne vous convient pas. Donc n'hésitez plus à refuser quoi que ce soit : vous avez le dernier mot sur ce qui se passe!

"Il est pour l'Homme un guide plus sûr que le raisonnement ; écouter son coeur."
-Anatole France.

CHANGEMENT DE DIRECTION

Cet exercice consiste à orienter différemment le flux de pensées qui peut vous assaillir sous une émotion éclatante. Par exemple, si vous êtes très en colère pour une raison qui vous semble valable, vos pensées vont automatiquement tourner autour de cette colère, et l'alimenter.

Or, changer la direction de vos pensées vers autre chose peut s'avérer nécessaire, voire primordial afin de ne pas se perdre et entretenir une seule émotion.

Vous pouvez par exemple :

- Vous occuper l'esprit avec une activité qui vous procure du calme (travaux manuels) ;
- Lire un livre, qui accaparera vos pensées et réduira l'émotion ;
- Sortir vous balader, ce qui apaisera les effets de l'émotion sur votre corps ;
- Faire du sport, qui libèrera des endorphines.

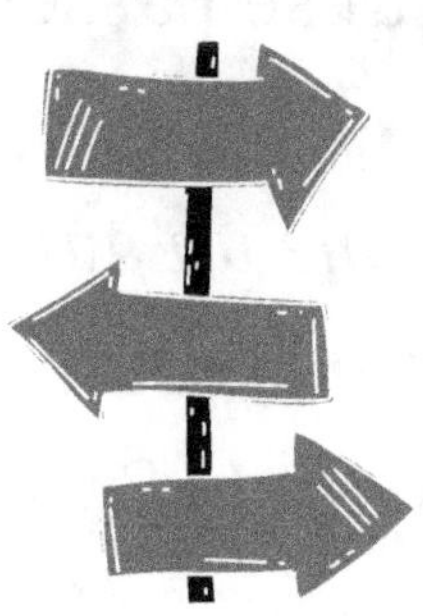

DIRECTION CHOISIE

J'ai ressenti :

- Colère
- Joie
- Tristesse
- Dégoût
- Peur
- Surprise

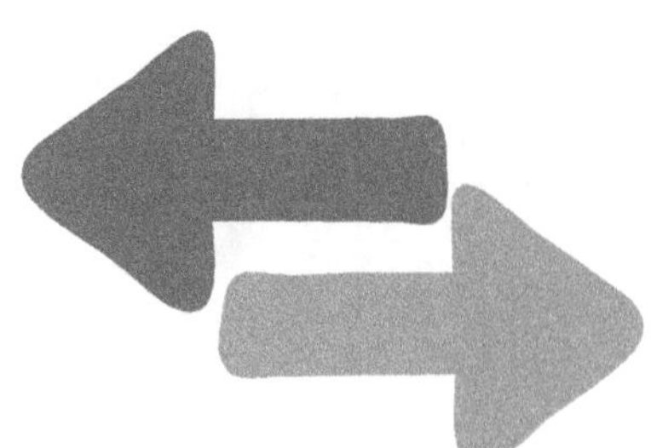

Ce que l'émotion a provoqué en moi :

....

....

Ce vers quoi j'ai réorienté mes pensées :

....

....

Pourquoi ?

....

....

Est-ce que cela a fonctionné :

☐ Oui   ☐ Non

Comment je peux témoigner plus d'amour envers moi même?

Comment j'aime me relaxer?

Si la problématique de l'argent n'existait pas, qu'est ce que je ferais?

Comment je veux que les gens se rappellent de moi?

Qu'est ce que j'aimerais pouvoir faire plus souvent?

Qu'est ce que j'aime faire sans voir passer les heures?

A 90 ans, quels souvenirs j'aimerais avoir, quelles histoires j'aimerais raconter?

Qu'est ce qui me motive à donner le meilleur de moi même et qu'est ce qui au contraire me démotive?

Qu'est ce que je fais avec plaisir à tel point que je pourrais même le faire gratuitement?

Dans quelle direction je veux aller et est ce que la route que je prends actuellement est celle qui est supposée la plus probable de m'y conduire?

Si tu pouvais inviter quelqu'un au monde à
déjeuner, qui ce serait?

De quel exploit es-tu le plus fier?

Qu'est-ce qu'il y a sur ta liste de choses à faire dans la vie?

Quelle est ta plus grande peur irrationnelle?

Quelle vie choisirais-tu? Une vie riche ou une vie heureuse et épanouissante?

Comment gères-tu les émotions négatives?

Maintenant à toi de jouer. Écris tout ce que tu as dans la tête, libère-toi, agis, pour vivre ta vie à 110%

Fais de ta vie un rêve, et d'un rêve une réalité!

Notes :

Notes :

Notes :

Notes :

Notes :

Notes :

Notes :

Notes :

Notes :

Notes :

Notes :

Notes :

Notes :

Notes :

Notes :

Notes :

Notes :

Notes :

Notes :

Notes :

Notes :

Notes :

Notes :

Notes :

Notes :

Notes :